AF124720

BEI GRIN MACHT SICH IHR WISSEN BEZAHLT

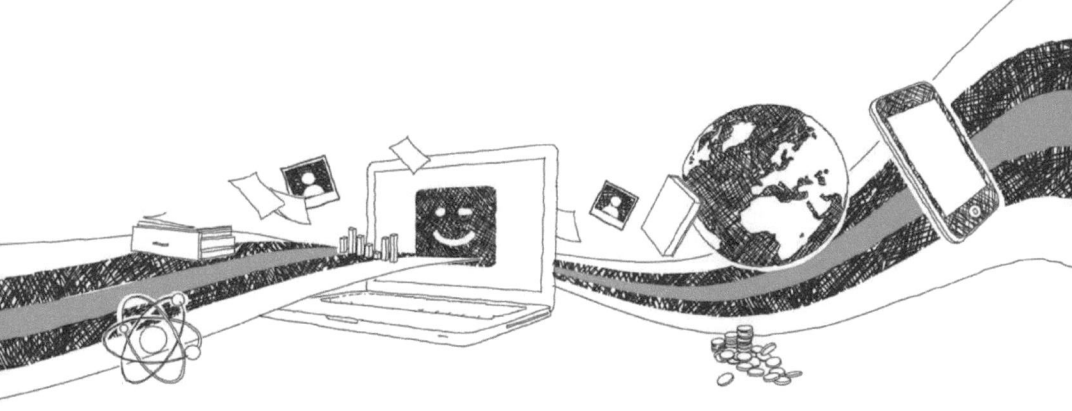

- Wir veröffentlichen Ihre Hausarbeit, Bachelor- und Masterarbeit

- Ihr eigenes eBook und Buch - weltweit in allen wichtigen Shops

- Verdienen Sie an jedem Verkauf

Jetzt bei www.GRIN.com hochladen und kostenlos publizieren

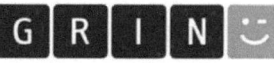

Bibliografische Information der Deutschen Nationalbibliothek:

Die Deutsche Bibliothek verzeichnet diese Publikation in der Deutschen National-
bibliografie; detaillierte bibliografische Daten sind im Internet über http://dnb.d-
nb.de/ abrufbar.

Impressum:

Copyright © 2016 GRIN Verlag, Open Publishing GmbH
Druck und Bindung: Books on Demand GmbH, Norderstedt Germany
ISBN: 9783668378360

Dieses Buch bei GRIN:

http://www.grin.com/de/e-book/351216/gesundheitsfoerderung-im-kindergarten-
gesundheitliche-ausgangssituation

Anonym

Gesundheitsförderung im Kindergarten. Gesundheitliche Ausgangssituation und praxistaugliche Handlungsansätze

GRIN Verlag

Inhaltsverzeichnis

1 Analyse der Ausgangssituation

Zur Bearbeitung dieser Arbeit wurde das Setting Kindertageseinrichtung gewählt. Dabei wurden Daten benutzt vom katholischen Kindergarten xy in Baden-Württemberg in der Ortenau, dessen Namen aber nicht genannt werden darf.

1.1 Rahmenbedingungen

Tabelle 1: Rahmenbedingungen des katholischen Kindergartens xy

Name	xy (Name darf nicht erwähnt werden)
Branche	Katholischer Kindergarten
Standort	yz, Baden-Württemberg
Lage	• Kleinstadt in Baden-Württemberg • 12.000 Einwohner
Öffnungszeiten	Regelöffnungszeiten: Montag – Freitag vormittags: 07:45 – 12:15 Uhr Montag – Donnerstag mittags: 14:00 – 16 .30 Uhr Freitag nachmittags: Geschlossen Verlängerte Öffnungszeiten: Montag – Donnerstag: 07:30 – 14:00 Uhr Freitag: 07:30 Uhr – 13:30 Uhr

1.2 Personengruppen im gewählten Setting

Im gewählten Setting Kindergarten gibt es die fünf Personengruppen Erzieherinnen beziehungsweise das Fachpersonal, Kindergartenkinder, Reinigungskräfte, Küchenhilfen und den Hausmeister.

Die Personengruppen werden im Folgenden noch einmal aufgelistet.

Tabelle 2: Personengruppen im gewählten Kindergarten xy

Größe (Mitarbeiter, Kindergarteninder)	• 19 Facharbeiter in Voll- und Teilzeit • Eine Reinigungskraft • Eine Küchenhilfe • Ein Hausmeister • 110 Kinder

1.2.1   Die Personengruppe der Erzieherinnen

Tabelle 3: Personengruppe Erzieherinnen

Personengruppe	Erzieherinnen
Anzahl	19 Facharbeiter
Altersstruktur	20 – 56 Jahre alt
Geschlechterverhältnis	19 Frauen, keine Männer

Die Hauptaufgabe der Erzieherinnen im beschriebenen Kindergarten ist das Betreuen der Kinder, was natürlich ein sehr oberflächlicher Begriff ist, denn es gehören viele einzelne Aspekte dazu. Das beginnt schon bei der Organisation. Man muss pädagogische Maßnahmen und Aktivitäten planen, sich auf die Kinder vorbereiten und gegebenenfalls Feste und Ausflüge organisieren, die anstehen. Damit alles im Team abgeklärt werden kann, gibt es auch regemäßige Meetings. Schulungen innerhalb oder außerhalb der Einrichtung sind ebenfalls Pflichtprogramm, damit die Erzieherinnen immer auf dem neusten Stand sind und Neues dazulernen können.

Das Fachpersonal hat auch die Aufgabe, Kontakt zu den Eltern oder Erziehungsberechtigten der Kinder zu haben, sei es beim Begrüßen oder beim Abholen der Kinder, oder auch bei terminierten Elterngesprächen und regelmäßigen Elternabenden.

Nun zu den Aufgaben in Bezug auf die zu betreuenden Kindergartenkinder:

Die Erzieherinnen begrüßen morgens die Kinder und gehen mit ihnen einen festgelegten Tagesablauf durch. Nach einem Morgenkreis ist Spielen an der Reihe, wo auch die Pädagogen sehr aktiv sind. Das gemeinsame Essen ist ebenfalls ein Bereich, bei dem die Erzieherinnen gefordert sind. Die Kinder sollen lernen, richtig und anständig zu essen und danach auch ihr Geschirr selbst zu säubern und wegzuräumen. Bei Ausflügen und Unternehmungen spielt die Sorgfaltspflicht und die Wissensvermittlung eine große Rolle. Es muss alles gut geplant und organisiert sein und die Kinder sollen dabei etwas lernen und gleichzeitig aber auch Spaß haben.

Wenn Kinder sich verletzen oder sich streiten, muss ein Facharbeiter im Bereich Erziehung genau wissen, was zu tun ist. Auch bei Problemen in der Familie eines Kindes muss gehandelt werden, zum Beispiel in Form eines Gespräches oder indem man das Jugendamt verständigt.

Was in einem Kindergarten auch wichtig ist, ist die Vorbereitung auf die Schule. Die Erzieherinnen müssen sich mit den Kindern beschäftigen, sie kennen lernen, ihre Schwächen erkennen und die Stärken fördern. Dies ist eine schwierige und anspruchsvolle Aufgabe, da meistens zwei Erzieherinnen für circa zwanzig Kinder zuständig sind und man nur selten Zeit findet, sich wirklich nur um ein Kind zu kümmern.

Sportlich und beweglich sollte eine Erzieherin auch sein, da sie beim Spielen und Toben ebenfalls präsent sind.

Hierbei sollte man bedenken, dass das Erzieherinnendasein eine hohe Belastung für das Muskelskelettsystem, aber auch für die Psyche ist, was im Folgenden anhand einer Tabelle verdeutlicht wird.

Tabelle 4: Fazit aus gesundheitlicher Sicht bei den Erziehern

Risiken	Folgen
Halten der Kinder	Rückenbeschwerden
Lärm	Psychischer Stress, Kopfschmerzen
Ständiges Bücken, in die Hocke gehen	Rücken- und Gelenkbeschwerden

1.2.2 Die Personengruppe der Kinder

Nachdem nun die Personengruppe der Erzieherinnen beschrieben und die Aufgaben, sowie die Risiken und deren Folgen aufgelistet wurden, geht es im Folgenden um die Zielgruppe der Kindergartenkinder:

Tabelle 5: Personengruppe Kindergartenkinder

Personengruppe	Kindergartenkinder
Anzahl	110 Kinder
Altersstruktur	10 Kinder 2 Jahre alt 100 Kinder 3 – 6 Jahre alt
Geschlechterverhältnis	58 Mädchen, 52 Jungen

Die Aufgabe der Kinder im gewählten Kindergarten fängt morgens bei der Begrüßung der Erzieherinnen und gleichzeitig auch mit dem Verabschieden der Eltern an. Viele Kinder gehen gerne in den Kindergarten, es gibt aber auch einige, die ein großes Problem damit haben, den Vormittag woanders zu verbringen und somit die elterliche Obhut zu verlassen. Das Ankommen in der Kindertagesstätte ist somit der erste wichtige Punkt und eine wichtige Aufgabe für die Kinder.

Ein anderer wichtiger Aspekt während der Zeit im Kindergarten ist der Erwerb von Selbstständigkeit, sei es beim Gang zur Toilette, bei den freien Spielzeiten, beim Finden von Freunden oder auch beim Essen. Dort ist ebenfalls die Aufgabe, jeden Tag beim gemeinsamen Frühstücken, oder je nach dem auch das Mittagessen, sorgfältig zu essen und das Geschirr selbstständig zu putzen und anschließend wegzuräumen.

Auch müssen die Kinder selbst Entscheidungen treffen, was im Morgenkreis besprochen wird. Dort können sich die Kinder zwischen verschiedenen Unternehmungen und Bildungsangeboten entscheiden. Zum Beispiel können sie in der Küche backen, mit der Naturgruppe in den Wald gehen oder im Musikraum gemeinsam singen und musizieren.

Bei den verschiedenen Angeboten werden die Kinder gefordert, sei es körperlich oder geistig. Beim Turnen, wandern oder bei diversen Spielen ist Koordination, Beweglichkeit, Kraft und natürlich auch Ausdauer gefragt. Beim Malen und Basteln, sowie auch teilweise beim Musizieren zeigen die Kinder ihre Kreativität und bei Rätseln, Brettspielen oder beim Besuch in der eigenen Bibliothek werden die Kinder geistig gefordert.

Die Kinder spielen also nicht nur und haben ihren Spaß, sondern werden gezielt auf das kommende Leben in der Schule und in der Gemeinschaft vorbereitet.

Natürlich ist es dann auch wichtig, das gelernte auch zu Hause umzusetzen und zu verinnerlichen, was hierbei aber auch unter die Aufgaben der Eltern zählt.

Tabelle 6: Fazit aus gesundheitlicher Sicht bei den Kindergartenkindern

Risiken	Folgen
Über-/ Unterforderung	Psychische Beschwerden, Aggressivität
Zu wenig Bewegung	Übergewicht, Adipositas, negative Folgen am Bewegungsapparat
Keine Freunde, Kind wird ausgeschlossen	Psychische Erkrankung, Depression, Aggression, Stress, Angst

1.3 Analyse gesundheitsbezogener Daten

1.3.1 Gesundheitssituation der Erzieher und Erzieherinnen im Setting Kindergarten

Laut dem Deutschen Jugendinstitut (DJI, 2005, S. 183) haben sich die Anforderungen an das Personal in Kindergärten stark erhöht. Die Betreuer arbeiten nicht nur mit den Kindern, sondern beziehen auch die Eltern mit ein. Sie unterstützen die Sprachentwicklung der Kinder, bereiten sie auf den Eintritt in die Schule vor und absolvieren regelmäßig Fort- und Weiterbildungen (Thinschmidt, 2005, S. 1).

Die Arbeitsbelastungen im Bereich Arbeitsumgebung (zum Beispiel Lärm oder Temperatur), Organisation (unter anderem das pädagogische Konzept oder die Größe der Gruppe), Aufgabenanforderung (zum Beispiel der Zeitdruck oder die Verantwortlichkeit), den sozialen Bedingungen (zum Beispiel das Betriebsklima oder die sozialen Kontakte) und auch die gesellschaftlichen Bedingungen (zum Beispiel die kulturellen Normen oder die Bezahlung) haben einen negativen Einfluss auf die Gesundheit, das Wohlbefinden, die Arbeitszufriedenheit und somit auch auf die Leistungsbereitschaft der Fachkräfte (Thinschmidt, 2005, S. 2).

Viele der Erzieherinnen verspüren die Beschwerden während oder unmittelbar nach der Arbeit, hauptsächlich in Form von Rückenbeschwerden. Das kann unter Anderem am Tragen der Kinder liegen oder auch an den kleinen Möbeln, die die Erwachsenen ebenfalls nutzen.

Ebenfalls häufige Beschwerden sind Überforderung und Stress, die psychosomatisch bedingte Beschwerden, wie Kopf- und Nackenschmerzen, Müdigkeit oder auch Reizbarkeit hervorrufen (Thinschmidt, 2005, S. 2).

Eine Studie, die 2014 durch Fragebögen die Stressbelastung und das Burnout-Risiko von Erzieherinnen in Kindertagesstätten untersucht hat, bestätigt dies nur (Jungbauer und Ehlen, 2014). Die Belastungsfaktoren, die den größten Einfluss auf die Psyche der Erzieherinnen haben, sind vor allem der Personalmangel, beziehungsweise die zu große Anzahl der Kinder in den einzelnen Gruppen (Jungbauer und Ehlen, 2014, S. 4). Außerdem führen die Konflikte mit den Eltern, Fehltage durch Arbeitskollegen, die Arbeit mit Kindern unter drei Jahren, Zeitdruck und die Zunahme der Bürokratie ebenfalls zu viel Stress und psychischer Belastung im Arbeitsalltag. Ebenfalls zu nennen ist das Arbeiten mit schwierigen Kindern, die hohe Lärmbelastung, die Anforderungen an die Leitung der Kindertagesstätten, Überstunden, schlechtes Arbeitsklima und andere Arbeitsbelastungen (Jungbauer und Ehlen, 2014, S. 4).

1.3.2 Gesundheitssituation der Kinder im Setting Kindergarten

Die Bundeszentrale für gesundheitliche Aufklärung (BZgA) nennt folgende Beschwerden als die zentralen Gesundheitsprobleme im Kindesalter:

Tabelle 7: Zentrale Gesundheitsprobleme im Kindesalter (modifiziert nach BZgA, 2002, S. 22)

Zentrale Gesundheitsprobleme im Kindesalter
• Defizite in der motorischen Entwicklung, Koordinationsstörungen
• Verzögerter Spracherwerb, Hörstörungen, Sehstörungen
• Adipositas und problematisches Ernährungsverhalten
• Konzentrationsstörungen, Verhaltensauffälligkeiten, Aggressivität
• Unfälle
• Vergleichsweise geringe Teilnahme an Früherkennungsuntersuchungen im Kindergartenalter
• Nicht ausreichende Impfbereitschaft

Wie man in Tabelle 6 sehen kann, ist ein großes Problem im Vorschulalter die Defizite in der motorischen Entwicklung der Kinder. Ebenfalls liegen Defizite im Bereich der Koordination, der körperlichen Ausdauerfähigkeit und der Kraftentwicklung vor, die einen erheblichen Einfluss auf die Leistungsfähigkeit der Kinder mit sich bringt und zu Haltungsschäden führt (Pott, 2002, S 22). Der Grund dafür ist hauptsächlich der Bewegungsmangel im Alltag, was privat zu Hause anfängt und sich im Kindergarten ebenfalls bemerkbar macht.

Die Probleme im Bereich Sprache ist ebenfalls ein großes Problem, gerade in Bezug auf die weitere Entwicklung des Kindes. Gründe hierfür können zum einen die fehlende Kommunikation in der Familie oder der fehlende Kontakt zu anderen Kindern sein.

Ein in Deutschland sehr verbreitetes gesundheitliches Problem ist Adipositas bei Kindern. Bei einer KIGGS-Studie hat sich herausgestellt, dass 9% der Kinder zwischen drei und sechs Jahren an zu hohem Körpergewicht leiden (Hempel et al, 2006, S. 29). Adipositas haben in diesem Alter schon 3%, was sich jedoch im kommenden Alter stark erhöht. Gründe hierfür sind eine falsche Ernährungsweise und zu wenig Bewegung.

Konzentrationsstörungen, Verhaltensauffälligkeiten und Aggressivität gehen einher mit psychischen Belastungen, die zum Einen von zu Hause kommen können, jedoch auch im Kindergarten erzeugt werden können, wenn es zum Beispiel Streit zwischen Kindern gibt, das Kind zu wenig Aufmerksamkeit bekommt oder Unter- beziehungsweise Überforderung der Fall ist. Auch der Lärm oder fehlende Rückzugsorte können ein Grund dafür sein.

Unfälle zählen auch zu den Gesundheitsproblemen im Alltag eines Kindes. Ob bei Spielen und Toben mit anderen Kindern oder beim Versuch, selbstständig etwas zu machen, wie zum Beispiel auf die Toilette zu gehen oder das Klettergerüst zu besteigen, Unfälle passieren häufig und viele sind kaum zu verhindern. Oftmals sind sie aber auch Folgen von fehlender Bewegung, zu hohem Gewicht oder auch psychischen Erkrankungen, was wiederum zeigt, dass die einzelnen Aspekte der Gesundheitsprobleme bei Kindern eng miteinander verknüpft sind.

Die zwei letzten Punkte der Tabelle betreffen die Früherkennungsuntersuchungen und die Impfungen bei Kindern, die gerade im Kindergartenalter stark vernachlässigt werden (Pott, 2002, S. 23). Dies liegt zwar nicht in der Schuld der Kindergartenbetreuung, ist aber dennoch ein Handlungsschwerpunkt, wo Betreuungsstätten vermehrt eingreifen sollten, um den Schutz der Kinder im fortlaufenden Alter zu gewähren.

1.4 Ableitung on Handlungsschwerpunkten

1.4.1 Handlungsschwerpunkte Erzieherinnen

Bei der Personengruppe der Erzieherinnen wird zum einen der Schwerpunkt die „Reduktion arbeitsbedingter muskoskelettaler Gesundheitsprobleme von Erzieherinnen im Setting Kindergarten" genannt. Wie in Aufgabe 1.3 dargestellt sind die Muskel-Skelett-Erkrankungen, vor allem im Bereich Rücken, ein großes Problem im Alltag der Erzieherinnen. Die Betreuer tragen die Kinder, das bedeutet, dass sie oftmals einer einseitigen Belastung der Wirbelsäule ausgesetzt sind. Auch das Sitzen auf den kleinen Möbeln, ebenso das Spielen und Turnen mit den Kindern fördert die Erkrankungen im Muskel-Skelett-System. Durch das Anschaffen von ergonomisch günstigen Arbeitsverhältnissen und der Schulung rückengerechter Bewegung können die Beschwerden gemindert und die Arbeitsverhältnisse verbessert werden.

Was ebenfalls als Gesundheitsbelastung einzustufen ist, betrifft die Psyche der Facharbeiter im Kindergarten. Durch zum Beispiel Lärm oder den hohen Anforderungen an die Arbeiter, leiden immer mehr unter den Folgen von Überlastung, was – wie in Aufgabe 1.3.1 schon beschrieben – Zu Kopf- und Nackenschmerzen, Müdigkeit oder Reizbarkeit führen kann. Deshalb ist der zweite Handlungsschwerpunkt die „Reduktion von Stress und Überlastung der Erzieherinnen im Setting Kindergarten".

1.4.2 Handlungsschwerpunkte Kinder

Bei der Personengruppe Kinder ist der erste Schwerpunkt die „Förderung gesundheitswirksamer körperlicher Aktivität bei Kindern im Setting Kindergarten".

Wie in Aufgabe 1.3 aufgelistet, ist der Mangel an Bewegung ein großes Problem, wo Kindergärten jedoch die Möglichkeit haben, einzugreifen. Die Kinder leiden an Übergewicht oder Adipositas, haben Probleme mit der Koordination und Beweglichkeit und bekommen auch immer vermehrt Probleme im Bereich Rücken. Um früh einzugreifen und weitere Probleme in der Entwicklung der Kinder zu vermeiden, ist eine Intervention in diesem Bereich sinnvoll und auch notwendig.

Als zweiten Schwerpunkt ist zu nennen die „Förderung gesundheitsorientiertem Essverhalten bei Kindern im Setting Kindergarten". Wie ebenfalls in Aufgabe 1.3 beschrieben, sind viele Kinder im Kindergarten übergewichtig oder sogar schon adipös und die Tendenz ist steigend. Im Setting Kindergarten liegen optimale Verhältnisse vor, um in das Essverhalten der Kinder einzugreifen und sie dahingehend zu schulen.

1.4.3 Argumente für die Bedeutung settingbezogener Gesundheitsförderung

Tabelle 8: Bedeutung settingbezogener Gesundheitsförderung

	Settingbezogene Gesundheitsförderung ist von großer Bedeutung,...
Erzieherinnen	• da die Fachkräfte viel Zeit täglich im Kindergarten verbringen • da die Beschwerden der Arbeit auch Auswirkungen auf ihren Alltag haben können • da dies die Leistungsbereitschaft der Fachkräfte fördert
Kinder	• da man – obwohl keine Kindergartenpflicht herrscht – den Großteil der Kinder erreichen kann • da man in diesem Alter noch großen Einfluss auf die Verhaltensentwicklung hat, die Kinder sind quasi noch „formbar" • da der soziale Status keinen Einfluss auf die Interventionen und Maßnahmen hat, es besteht also Chancengleichheit

2 Schwerpunktthema für ein Projekt zur Gesundheitsförderung im Setting Kindergarten

Als Handlungsschwerpunkt wird das Thema „Förderung gesundheitswirksamer körperlicher Aktivität bei Kindern im Setting Kindergarten" ausgewählt, denn wie man bei Aufgabe 1.3 sehen kann, ist der Bereich Bewegung ein Thema, dass bei Kindergärten mehr Aufmerksamkeit bekommen sollte.

Gewählt wird hier die Zielgruppe der Kindergartenkinder, wobei alle 110 Kinder berücksichtigt werden. Da die Kinder im Alter von zwei bis sechs Jahren sind, ist die Altersgruppe nicht allzu groß, was bedeutet, dass man die Gruppe nicht zwangsweise aufteilen muss. Es werden auch deshalb alle Kinder gewählt, weil niemand ausgeschlossen werden soll, beziehungsweise alle Kinder des Kindergartens eine Intervention im Bereich Bewegung benötigen.

Im Kindergarten xy sind die Rahmenbedingungen optimal. Es gibt einen Turnraum, wo Platz für Spiele und sportliche Aktivitäten sind. Im Außenbereich gibt es eine riesige Rasenfläche, die hauptsächlich als Spielwiese genutzt wird. Ebenso gibt es Spielgeräte, wie zum Beispiel einen Kletterturm, Schaukeln oder einen Balancierbalken, was gerade im Bereich Koordination eine gute Förderung ist.

Neben dem Sandbereich mit Wasserlauf gibt es zudem noch eine geteerte Fläche für Fahrzeuge und eine Holzwerkstatt, sowie einen Kräutergarten. Wie man hier unschwer erkennen kann, ist der Außenbereich groß und bietet viele Möglichkeiten zur Bewegungsförderung. Trotzdem nutzen – laut einer Mitarbeiterin des gewählten Kindergartens – viele Kinder lieber die Bereiche im Innern des Kindergartens, wie zum Beispiel die Gruppenräume mit Gemeinschaftsspielen, Puppenhäusern und Leseecken nutzen.

Man muss die Kinder oftmals animieren, nach Draußen zu gehen und sich aktiv zu bewegen. Beim Tagesablauf der Betreuungseinrichtung ist aufgefallen, dass es ziemlich viel Freispielzeit gibt, was bedeutet, dass sich die Kinder selbst beschäftigen. Dies fördert zwar die Partizipation der Kinder und sie lernen, selbstständig zu werden, jedoch führt das auch dazu, dass die Kinder wenig Bewegung haben, wenn sie gerade keine Lust dazu haben.

Ziel wäre also das gezielte Fördern von gesundheitssportlicher körperlicher Aktivität von Kindern im Kindergarten xy. Dadurch können die Bewegungsdefizite behoben und die Gesundheit der Kinder gefördert werden. Am effektivsten wäre dies zum Beispiel durch das Einbringen von festgelegten Sportzeiten in den Tagesplan oder durch wöchentliche Ausflüge, wie zum Beispiel in den Kletterpark, auf den Sportplatz oder in die Sporthalle einer Schule.

3 Modellprojekt

Tabelle 9: Modellprojekt „Kinder bewegen" als Good Practice Ansatz (modifiziert nach DOG, 2016)

Titel des Modellprojekts	Kinder bewegen
Projektlaufzeit	Juni 2003 – Ende 2007
Initiatoren/ durchführende Institutionen	Deutsche Olympische Gesellschaft für Bewegung (DOG), Adam Opel GmbH, O2 Germany, lokale DOG Zweigstellen, Universität Karlsruhe und Konstanz
Ausgangssituation	<ul><li>Räumliche und zeitliche Einengung der Kinder im Alltag und Bewegungsmangel</li><li>Bei Ärzten und Einschulungstests werden physiologische und psychologische Auffälligkeiten, sowie körperliche Schwächen (Z.B. Koordination und Kondition) erkennbar</li><li>Übergewicht und Adipositas</li></ul>
Ziele	Übergeordnete Zielsetzungen:<ul><li>Infrastruktur/Ausstattung des Kindergartens soll verbessert werden</li><li>Aus- und Weiterbildung der Erzieher und Erzieherinnen</li><li>Verbesserung der Bewegungsmöglichkeiten für Kinder</li><li>Subtile Auseinandersetzung mit den olympischen Werten</li><li>Kinder animieren, Bewegungsmöglichkeiten zu erkennen und kreativ zu nutzen</li></ul>Untergeordnete Zielsetzungen:<ul><li>Beispiele zur Nachahmung geben für mehr Bewegung in Kindergärten; Vorbildfunktion für andere Kindergärten</li><li>Erzieher dabei unterstützen, Bewegungsfreude</li></ul>

Tabelle 10: Fortlaufende Tabelle Modellprojekt „Kinder bewegen" als Good Practice Ansatz (modifiziert nach DOG, 2016)

Ziele	• zu vermitteln
	• Kindergärten unterstützen, Ausstattung und Räumlichkeiten in Hinblick auf Bewegung anzupassen/ zu verbessern
	• Den Kindern eine Grundlage schaffen für bewegtes Leben
	• Olympische Werte vermitteln, dafür begeistern
	• Öffentliches Bewusstsein für mehr Bewegungsförderung im Kindergarten schaffen
	• Hilfe zur Selbsthilfe bieten, Eltern und Erziehungsberechtigte unterstützen
	• Zur Wissenschaft beitragen (frühkindliche Bewegungsförderung)
Methoden bzw. Projektaufbau und –Ablauf	• 26 Kindergärten wurden getestet
	• Bewegungsförderung in das Konzept des Kindergartens aufnehmen
	• Anschaffung/ Verbesserung der Bewegungsräume
	• Anschaffung/ Ergänzung von Materialien (Bälle, Seile, Spielsachen)
	• Aus- und Fortbildungen der Fachkräfte durch externes Personal
	• Regelmäßige Aktionstage und Besuche sportlicher Veranstaltungen
	• Gezielte Förderung der Kinder Hinsichtlich Bewegung durch Animieren und aktivieren
Projektevaluation	• Universität Karlsruhe und Konstanz führten Pre- und Post-evaluation mit Hilfe von Motoriktests durch in den Interventions-, sowie auch in den Kontrollgruppen
	• Motoriktests: Einbeinstand, seitliche Hin- und Herspringen, Standweitsprung und Rumpfbeuge
	• Tests werden durch das Kindergartenpersonal

Tabelle 11: Fortlaufende Tabelle Modellprojekt „Kinder bewegen" als Good Practice Ansatz (modifiziert nach DOG, 2016)

Projektevaluation	durchgeführt; Personal bekommt zu Beginn Einführungsseminar • Testungen zu Beginn des Projekts und jeweils nach einem Jahr • Akzeptanzbefragung bei Eltern und Erzieher • Dokumentation der Maßnahmen
Ergebnisse	• Zuwachs der motorischen Leistungsfähigkeit um 33% bei der Interventionsgruppe • Erhöhte Beweglichkeit bei der Interventionsgruppe, während sie bei der Kontrollgruppe abnimmt • Erweiterte Fachkenntnisse der Fachkräfte sind zu erkennen
Schlussfolgerung für die Praxis	In allen Kindergärten, die am Modellprojekt teilgenommen hatten, waren positive Ergebnisse zu erkennen. Die Programme werden dort nicht nur weiterhin verfolgt, sondern fanden auch in anderen Kindergärten Zuspruch. Für die Praxis ein sehr gut umsetzbares Modell.

Die Methoden sind sinnvoll, da die Struktur des Kindergartens direkt verändert wird. Das Bewegungskonzept wird in den Kindergarten integriert und die Maßnahmen werden umgesetzt und verfolgt Da die Ergebnisse positiv waren, ist anzunehmen, dass das Projekt auch weiterhin in den getesteten Kindergärten durchgeführt wird. Durch die positiven Ergebnisse werden weitere Kindergärten aufmerksam und möchten dies ebenfalls versuchen und so verbreitet sich das Modellprojekt stetig.

Ebenfalls ein guter Aspekt ist das Einbinden von allen beteiligten Personengruppen. Die Kinder werden in ihrer Bewegung gefördert und anschließend getestet. Das Personal wird geschult und nimmt die Überprüfung der Fortschritte durch Testungen selbst in die Hand, bekommt also auch einen direkten Bezug zur Evaluation. Die Eltern sind während des Projektes ebenfalls involviert, denn sie bekommen – wie auch das Fachpersonal – einen Fragebogen, bei dem sie das Projekt und die Veränderung ihres Kindes beurteilen können.

Das Modellprojekt ist in der Methodik und in der Evaluation gut umsetzbar und für die Praxis optimal anwendbar.

4 Literaturverzeichnis

Bundeszentrale für gesundheitliche Aufklärung (BZgA) (Hrsg.). (2002). *„Früh übt sich..." Gesundheitsförderung im Kindergarten. Impulse, Aspekte und Praxismodelle (Band 16)*. Köln. Zugriff am 03.07.2016. Verfügbar unter http://www.kinderumweltgesundheit.de/index2/pdf/aktuelles/10041_1.pdf

Deutsche Olympische Gesellschaft (DOG) (Hrsg.). (2003-2016). *Kinder bewegen*. Frankfurt. Zugriff am 03.07.2016. Verfügbar unter http://www.kinder-bewegen.de/

Deutsches Jugendinstitut e.v.. (2005). *Kindertagesbetreuung im Spiegel der Statistik*. München. Zugriff am 03.07.2016. Verfügbar unter www.bmfsfj.de/Publikationen/zahlenspiegel2005/root.html

Jungbauer, J., Ehlen, S.. (2014). *Stressbelastungen und Burnout-Risiko bei Erzieherinnen in Kindertagesstätten: Ergebnisse einer Fragebogenstudie*. Stuttgart. Georg Thieme Verlag. Zugriff am 06.07.2016. Verfügbar unter https://www.researchgate.net/profile/Johannes_Jungbauer/publication/263936450_Stres s_and_Burnout_Risk_in_Nursery_School_Teachers_Results_from_a_Survey/links/54fd c0df0cf2c3f524254937.pdf

Robert Koch-Institut (RKI) (Hrsg.). (2006). *Erste Ergebnisse der KiGGS-Studie zur Gesundheit von Kindern und Jugendlichen in Deutschland*. Berlin. Zugriff am 02.07.2016. Verfügbar unter https://www.rki.de/DE/Content/Gesundheitsmonitoring/Studien/Kiggs/Basiserhebung/E rgebnisbrosch%C3%BCre.pdf?__blob=publicationFile

Sächsisches Staatsministerium für Soziales (Hrsg.). (2008). *Erzieherinnengesundheit. Handbuch für Kita-Träger und Kita-Leitungen*. Dresden. Zugriff am 02.07.2016. Verfügbar unter http://www.dguv.de/medien/inhalt/praevention/themen_a_z/bildungseinrichtungen/docu ments/erzieher_ges.pdf

5 Tabellenverzeichnis

BEI GRIN MACHT SICH IHR WISSEN BEZAHLT

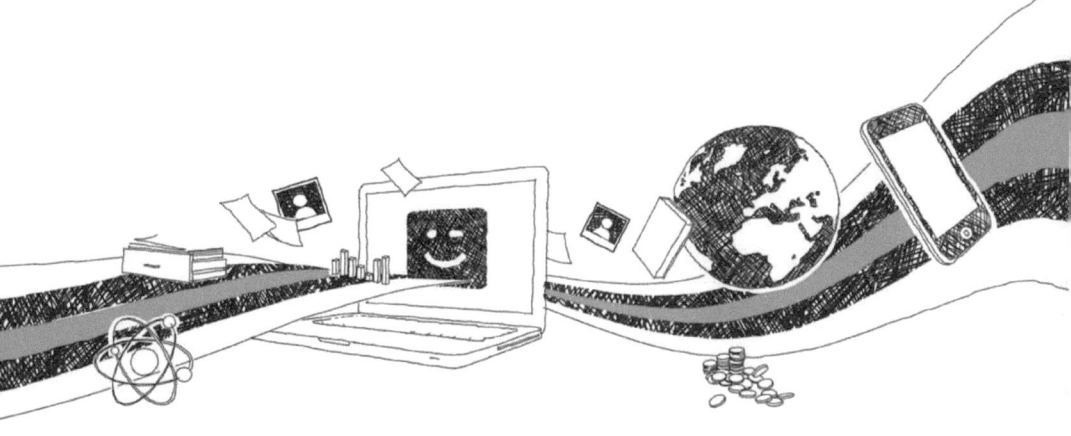

- Wir veröffentlichen Ihre Hausarbeit,
  Bachelor- und Masterarbeit

- Ihr eigenes eBook und Buch -
  weltweit in allen wichtigen Shops

- Verdienen Sie an jedem Verkauf

Jetzt bei www.GRIN.com hochladen
und kostenlos publizieren

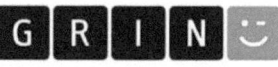